ᴅᴏᴄᴛᴇᴜʀ **E. POIRIER**

DE LA FACULTÉ DE PARIS

ANCIEN EXTERNE DES HOPITAUX

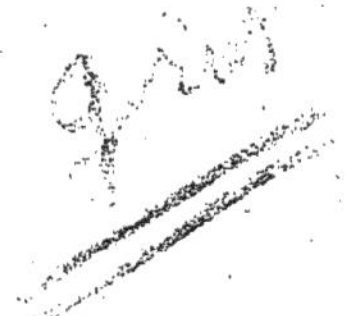

Contribution à l'Étude

DES

Troubles trophiques

DANS LE TABÈS

Sur une forme particulière d'ulcération du visage

OBSERVÉE CHEZ LES TABÉTIQUES

ANGERS

GERMAIN & G. GRASSIN, IMPRIMEURS-LIBRAIRES

40 rue du Cornet et rue Saint-Laud

1902

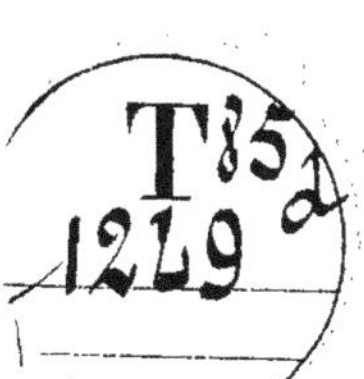

cteur **E. POIRIER**

DE LA FACULTÉ DE PARIS
CIEN EXTERNE DES HOPITAUX

Contribution à l'Étude

DES

Troubles trophiques

DANS LE TABÈS

Sur une forme particulière
d'ulcération du visage

OBSERVÉE CHEZ LES TABÉTIQUES

ANGERS

GERMAIN & G. GRASSIN, IMPRIMEURS-LIBRAIRES

40, rue du Cornet et rue Saint-Laud

—

1902

A MON PÈRE

A MA MÈRE

A MA SŒUR; A MON FRÈRE

A MA FAMILLE

A MES AMIS

INTRODUCTION

Le temps n'est plus où on reléguait à un plan très éloigné
l'influence du système nerveux sur la nutrition des tissus.
Aussi reçoit-elle tous les jours de nouveaux appuis cette
opinion de Charcot que : « Rien n'est mieux établi en
pathologie que l'existence de troubles trophiques consé-
cutifs aux lésions des centres nerveux et des nerfs. »

Parmi les affections du système nerveux capables d'al-
térer la nutrition des tissus le tabès tient certainement un
des premiers rangs. Il n'en n'est guère qui produise des
dystrophies aussi nombreuses et aussi variées. Quand on
jette un coup d'œil d'ensemble sur le tableau clinique de
la maladie, on est de suite frappé de la place importante
qu'occupe à côté des troubles sensitifs et moteurs le groupe
des troubles trophiques.

Ils peuvent intéresser tous les tissus : les muscles, les
os, les articulations, la peau et ses annexes. Les muscles
s'atrophient. A la dernière période cette atrophie est assez
fréquente et prédomine aux membres inférieurs ; les atro-
phies précoces, plus rares, sont limitées : telles sont celles
qui atteignent les muscles de l'épaule ou encore la moitié
de la langue (*hémiatrophie linguale*). — Des *Fractures*

spontanées peuvent survenir au cours de cette affection par suite de la diminution des substances minérales, de la décalcification des travées osseuses, de l'amincissement du tissu compact, et de la dilatation du canal médullaire et des canaux de Havers. — Les articulations elles-mêmes peuvent être le siège de véritables arthrites constituant un type clinique très net auquel les auteurs étrangers ont donné à juste titre le nom de « maladie de Charcot » (*Charcot's disease of joints*). On observe parfois au pied une déformation spéciale qui lui a valu le nom de *pied tabétique ;* elle est due à la fois à des lésions articulaires et osseuses des os du métatarse et du tarse.

Les lésions trophiques de la peau et de ses annexes sont à elles seules presque aussi nombreuses que celles de tous les autres tissus. On a signalé des altérations cutanées d'origine tabétique : ichthyose, desquamation pityriasique, vitiligo, zona. Dès le début de l'affection on peut voir survenir le mal perforant plantaire, et à la dernière période des *eschares fessières.* — *La chute spontanée des dents* avec ou sans périostite, la perforation de la voûte palatine (*Mal perforant buccal*) ont été également observées.

A côté de ces troubles cutanés bien connus nous rangerons une ulcération du visage, survenant au cours de la maladie, de préférence à la période préataxique, ulcération dont l'existence est établie depuis peu. Il ne s'agit certes pas là d'un trouble très important : en effet, on le verra par la lecture des observations, les malades en sont à peine incommodés, et les cas de cette lésion se comptent même. Cependant il nous a paru intéressant de donner sur ce point un travail d'ensemble, ce qui n'a pas encore été fait.

Malgré nos recherches, nous n'avons pu trouver dans les auteurs que quatre observations se rapportant à ce singulier trouble trophique.

Un médecin anglais, Barrs, a publié en 1892, dans le *British medical Journal*, une observation ayant trait à un ataxique, non syphilitique, atteint de perforation des fosses nasales et de la voûte palatine, qui rentre peut-être dans cet ordre de faits ; cependant elle n'est pas assez caractéristique pour que nous ayons cru devoir la reproduire.

En réalité, la première mention précise de ce trouble trophique a été faite en 1894 par M. Giraudeau, qui rapporte dans la *Presse Médicale* une observation très détaillée d'un tabétique atteint « d'ulcérations trophiques du nez et des oreilles ».

Lors de notre externat dans le service de M. Thibierge, à la Pitié, nous avons vu un tabétique porteur d'une ulcération siégeant à la région sous-nasale. M. Thibierge nous fit remarquer les particularités de cette affection et la classa dans les troubles trophiques. C'est du reste comme tel qu'il fit paraître l'observation dans les *Annales de Dermatologie et de Syphiligraphie*, du mois de juin 1901.

M. Marie vient de publier tout récemment, il y a environ un mois, dans les *Annales des maladies de l'oreille et du larynx*, trois observations d'une ulcération narinaire chez des malades présentant des lésions des cordons postérieurs de la moelle. Quoique M. Marie ne conclue pas franchement à l'origine tabétique de l'affection, nous reproduirons deux de ses observations, car il nous semble qu'elles peuvent rentrer dans notre sujet. Quant à la troisième, elle offre trop d'analogie avec le cancroïde pour que nous en tenions compte. M. Marie dit d'ailleurs lui-même : « Cette ulcération persiste encore aujourd'hui ; elle a l'aspect d'un cancroïde. »

C'est donc avec les quatre observations dont nous venons de parler, que nous ferons l'étude de l'ulcération du visage dans le tabès. Après avoir discuté ces observations, nous donnerons la description de cette affection. Nous la différencierons ensuite d'autres lésions analogues, et nous tâcherons d'en fixer la nature et l'origine.

DISCUSSION DES OBSERVATIONS

En faisant l'historique de la question, nous venons de voir que les auteurs précités ne regardent pas tous comme une dystrophie due au tabès l'ulcération qu'ils ont observée chez leurs malades respectifs. M. Giraudeau et M. Thibierge l'étudient comme un trouble de la période préataxique; M. Marie, au contraire, hésite. Il n'ose attribuer à ses malades l'épithète de « tabétique », tout en reconnaissant que pour le premier cette interprétation est discutable. Avant d'aller plus loin, il nous faut donc voir si les quatre malades dont nous reproduisons les observations rentrent bien dans le cadre de la maladie de Duchesne.

OBSERVATION I

C. Giraudeau. — *Presse Médicale*, octobre 1894

Le nommé Arc... Georges, employé des postes, âgé de trente-huit ans, entre à l'hôpital Necker le 1er septembre 1894, en proie à de violentes crises gastriques d'origine tabétique.

Le début de son affection remonte à six ans environ et aurait été marqué par des troubles oculaires; ceux-ci persistent encore aujourd'hui et consistent en un strabisme divergent produit par une déviation en dehors de l'œil du côté droit. Le strabisme s'est établi lentement. Au repos, il est très prononcé, mais, lorsqu'on examine la moitié de l'œil droit de ce côté, on s'aperçoit que le malade peut exécuter assez facilement les mouvements d'adduction; il s'agit donc, en réalité, d'une parésie plutôt que d'une paralysie du côté interne du côté droit : les autres muscles moteurs des yeux sont et ont toujours été indemnes de paralysie. La pupille gauche est beaucoup plus dilatée que la droite; celle-ci, d'ailleurs, a ses dimensions normales. Ni l'une, ni l'autre ne réagissent à la lumière; c'est à peine si elles réagissent à l'accommodation. Cette inégalité pupillaire est en rapport avec une lésion profonde de l'œil du côté gauche : la vision, de ce côté, est, en effet, très altérée, le malade ne distingue les objets qu'à travers un brouillard et il lui est impossible de lire en fermant l'œil gauche. Du côté droit, la vision est intacte et la notion des couleurs conservée. Le malade n'éprouve pas de diplopie et n'en n'a jamais éprouvé.

Deux ans après le début de ces troubles oculaires, et alors qu'ils étaient aussi prononcés qu'aujourd'hui, sont apparus, pour la première fois, des *vertiges*, survenant à toute heure de la journée, mais de préférence le matin au lever et dans l'après-midi. Très fréquents et d'une durée prolongée, ils obligeaient le malade à s'arrêter et à se cramponner aux objets environnants, sous peine d'être jeté à terre. « Tout dansait autour de lui. » Aucun d'eux ne s'est accompagné de perte de connaissance, ni de troubles auditifs, ni de troubles laryngés. Après avoir persisté pendant deux ans environ, ils ont aujourd'hui disparu complètement ou à peu près.

En même temps qu'eux sont apparus des *crises gas-*

triques. D'une durée de deux à trois jours, accompagnées de vomissements muqueux et bilieux, parfois de diarrhée, elles constituent, par leur longue durée, leur fréquence et leur intensité, le symptôme vraiment pénible de ce tabès. Revenant à intervalles variables, mais souvent plusieurs fois par mois, elles sont influencées par les perturbations atmosphériques et, au dire du malade, par la fumée de tabac. Pour les calmer, on doit recourir à l'emploi d'une ou deux piqûres de morphine par jour. Dans leur intervalle, l'appétit est conservé et les digestions se font bien.

Il y a quatre ans également, sont apparus des troubles génito-urinaires, consistant dans une difficulté très grande à uriner. Le malade n'éprouvait pas le besoin d'uriner et, lorsqu'il voulait le faire, l'émission du jet liquide se faisait longtemps attendre, puis, malgré les précautions prises, les dernières gouttes d'urine s'écoulaient dans son pantalon. Aujourd'hui, seule, la lenteur de la miction persiste. Les troubles génitaux ont consisté en une période de priapisme survenue au début de la maladie, à laquelle a fait place, depuis six mois, une frigidité complète.

Il y a huit mois environ, étant en traitement à l'hôpital de Montpellier, il se forma au pourtour de sa narine droite une *ulcération* absolument indolente, qui, peu à peu, alla en gagnant en étendue et en profondeur, si bien qu'au bout de deux mois le tobule du nez et le pourtour de l'orifice de la narine gauche se trouvaient envahis à leur tour. Depuis cette époque, l'ulcération a persisté avec les mêmes caractères.

Au moment de son entrée à l'hôpital Necker, il existe, en effet, à la base du nez, une ulcération surtout appréciable au niveau de la narine droite et dont la plus grande étendue correspond à cette partie où le bord interne de cet orifice se confond avec le bord adhérent de la lèvre supérieure. Là, dans une étendue de un centimètre carré environ, il existe une ulcération à fond rouge vif, limitée par des bords taillés à pic, sans aucun relief, et se continuant sans transition aucune avec la peau saine; de telle sorte que cette ulcération semble comme enchassée, comme faite à l'emporte-pièce dans des tissus sains. Peu profonde, elle intéresse cependant une partie de l'épaisseur du derme et est recouverte d'une sérosité roussâtre, qui se concrète facilement sur les parties avoisinantes, et, par places, de petites gouttelettes purulentes peu abondantes.

Au niveau des deux tiers postérieurs du lobule du nez, il existe une ulcération présentant des caractères identiques à ceux de la précédente et occupant toute la largeur de ce lobule. Sur le reste de l'étendue du bord libre des narines, l'ulcération est remplacée par une érosion, véritable éraflure qui semble n'intéresser que l'épiderme et se termine brusquement avec le bord libre des narines et la face inférieure du lobule du nez, n'empiétant, par conséquent, ni sur la face externe de cet organe, ni sur la cavité nasale. Toute sa surface, d'un rouge vif, légèrement suintante et de niveau avec la peau saine, donne l'impression d'une usure de l'épiderme produite par le frottement d'un corps rugueux, tel que du papier de verre. Cette comparaison, bien que grossière, est, à notre avis, la meilleure que l'on puisse employer pour montrer le caractère érosif de cette lésion et sa démarcation très nette d'avec les parties saines. La ligne de démarcation d'avec les parties molles, qui concourent à limiter la cavité nasale, est également facile à préciser, car le repli cutané qui s'enfonce dans les narines a sa couleur normale et son épiderme intact. La muqueuse pituitaire est également saine et n'est le siège d'aucun écoulement.

Au niveau du pavillon de l'oreille, il existe, de chaque côté, dans des points absolument symétriques, une ulcération limitée à la moitié supérieure de la conque, dans cette partie qui est circonscrite en bas par l'origine de l'hélix.

Cette ulcération offre les mêmes caractères que celle du pourtour des narines. A gauche, elle mesure les dimensions d'une lentille; son fond est rouge vif, légèrement déprimé. A droite, la perte de substance est beaucoup plus petite et plus superficielle : c'est plutôt une érosion qu'une ulcération véritable; sa surface est également deux ou trois fois moins grande que celle du côté gauche. Toutes les deux sont le siège d'un écoulement de sérosité roussâtre, qui se concrète facilement, à la surface, de la perte de substance. Ces lésions auriculaires, au dire du malade, seraient postérieures d'un ou deux mois à celles du nez.

Au niveau du cuir chevelu, de chaque côté de la ligne médiane et un peu en avant de la ligne courbe, passant par les conduits auditifs externes, il existe deux cicatrices arrondies, légèrement déprimées, chacune ayant les dimensions d'une pièce de cinquante centimes et semblant intéresser toute l'épaisseur du derme; elles sont cependant mobiles sur le péricrane et le périoste à leur niveau ne semble pas épaissi. A leur surface on trouve des érosions superficielles limitées à leur moitié antérieure, ayant le même aspect que celles des oreilles et du nez, c'est-à-dire sans trace d'auréole inflammatoire. Le malade prétend en être porteur depuis une quinzaine d'années, et n'y attache aucune importance. Le fait certain, c'est qu'il y a là une perte de substance cutanée et peut être une suppuration prolongée, car les cheveux à ce niveau font totalement défaut. Il est fort difficile de se prononcer sur la nature exacte de ces cicatrices. S'agit-il simplement de lésions syphilitiques anciennes, aujourd'hui guéries et à la surface desquelles se sont développées consécutivement des érosions trophiques, favorisées par la mauvaise nutrition des tissus à ce niveau; ou bien a-t-on affaire à des lésions cutanées trophiques, aujourd'hui cicatrisées en partie, ainsi que la disposition presque symétrique de ces cicatrices semble l'indiquer ? J'avoue pour ma part que je penche plutôt vers la première hypothèse, surtout si comme dit le malade, ces cicatrices remontent à une époque très éloignée, sans toutefois pouvoir être affirmatif à cet égard.

Ces ulcérations et érosions nasales, auriculaires et frontales sont survenues sans aucune douleur, sans que le malade se soit pour ainsi dire aperçu de leur développement, et aujourd'hui même elles sont absolument indolentes. Il est curieux de voir le malade se moucher, s'essuyer le nez, se le frotter machinalement avec le dos de la main sans s'occuper des lésions dont il est le siège.

L'explication de cette particularité réside dans les troubles de la sensibilité cutanée qui existent au niveau de toute la face et constituent un véritable *masque tabétique.*

Si, en effet, la sensation de contact est conservée, la sensibilité à la douleur est très émoussée, aussi bien au niveau des parties où la peau est saine que des parties malades. Au niveau de l'ulcération de la narine droite la sensibilité dans tous ses modes est même complètement abolie, ce qui tient peut-être à la destruction des extrémités nerveuses, car les simples érosions, tout comme les points sains, ont conservé la sensation de contact. Le froid et le chaud sont perçus comme à l'état normal.

Ces dissociations de la sensibilité se retrouvent sur tout le visage, sur la face antérieure des pavillons auriculaires, sur la partie antérieure du cuir chevelu, là où siègent les érosions décrites plus haut, enfin sur les muqueuses conjonctivales et buccales. On peut, en effet, passer la tête d'une épingle sur la surface interne des paupières inférieures sans que le malade en soit très incommodé ; de même, si la sensation de contact est perçue au niveau de la face interne des lèvres et des joues, on peut en revanche piquer la muqueuse dans ces divers points sans faire souffrir Arc... Les dents sont cependant conservées à peu près intactes.

Les troubles sensitifs ou d'autres analogues ne se retrouvent sur aucune partie du corps. Du côté des organes des sens, on ne constate rien à signaler, si ce n'est cette hyperesthésie olfactive déjà notée qui, au dire du malade, serait capable de provoquer chez lui l'apparition de crises gastriques lorsqu'il est exposé à certaines odeurs.

Les réflexes crémastériens et rotuliens sont complétement abolis; en revanche le réflexe pharyngé est conservé.

Rien dans l'interrogatoire de cet homme ne rappelle les crises pharyngées et laryngées si fréquentes chez les sujets atteints de tabès bulbaire. Le pouls bat 80 fois par minute et l'examen des divers organes thoraciques ne présente rien de particulier à signaler.

Là se bornent donc les troubles présentés par notre malade; il nous a été impossible de retrouver dans son histoire ou dans l'examen auquel nous nous sommes livré, la moindre trace de douleurs fulgurantes ou de troubles d'incoordination.

Son passé pathologique est très net; jamais de maladie, sauf un chancre induré suivi de roséole et de plaques muqueuses, contracté il y a environ dix-huit ans. Au bout de quelques mois il a cessé tout traitement et n'y est revenu qu'après l'apparition des troubles oculaires.

Son père est mort d'une attaque d'apoplexie et sa mère d'une hydropisie; il a un frère et une sœur bien portants; lui-même aurait perdu une fille de trois mois à la suite de convulsions.

C'est pendant son séjour à l'hôpital de Montpellier qu'apparurent les ulcérations du nez et des oreilles. Immédiatement Arc... fut soumis au traitement antisyphilitique énergique ayant consisté en injections sous-cutanées d'huile grise répétées toutes les semaines en même temps qu'à l'intérieur on lui faisait prendre de l'iodure de potassium; à diverses reprises cette médication fut inter-

2

rompue et remplacée par des pilules de nitrate d'argent, mais les ulcérations n'en persistèrent pas moins. Sorti de l'hôpital de Montpellier, il eut recours de nouveau à l'iodure de potassium, 3 grammes par jour, et appliqua de la vaseline boriquée sur son ulcération nasale.

A l'hôpital Necker, les ulcérations furent tenues très proprement à l'aide de lavages répétés à l'eau boriquée tiède, suivis d'application de vaseline boriquée; en même temps les pilules de nitrate d'argent furent prescrites de nouveau.

Sous l'influence des soins de propreté auxquels le malade fut soumis, la sécrétion séro-purulente qui se faisait au niveau des ulcérations diminua beaucoup et la tendance à la formation de croûtes disparut, et au bout d'une quinzaine de jours l'érosion de l'oreille droite avait complètement disparu sans laisser aucune trace, aucune cicatrice, preuve de la superficialité de la lésion cutanée.

Ayant quitté le service le 15 septembre, je revis le malade de loin en loin, et à chacune de mes visites je pus constater une légère diminution dans l'éraflure occupant le pourtour des narines; elle s'est certainement rétrécie sur toute son étendue et par places même elle est complètement guérie sans qu'on puisse reconnaître de cicatrice véritable à la place qu'elle occupait. Tout au plus peut on constater sur les points où l'épiderme s'est reformé une coloration un peu plus blanche que celle des points où le processus ulcé-ratif ne s'est pas produit. Le traitement auquel il fut soumis du 30 septembre au 12 octobre a consisté en injections sous-cutanées de liquide testiculaire suivant la méthode de Brown-Séquard.

Le 12 octobre, l'ulcération de l'oreille gauche a presque complètement disparu. Il en est de même de l'éraflure du bord libre des narines ; en revanche l'ulcération de la narine droite reste stationnaire ainsi que celle du lobule du nez.

Le 24 octobre, l'état est à peu près le même que lors de notre visite précédente.

RÉFLEXION. — Cette observation est typique. En même temps que des ulcérations cutanées du visage, le malade dont il s'agit, a des symptômes indéniables de tabès.

Cinq ans avant l'éclosion des accidents cutanés, il avait des troubles oculaires, (strabisme divergent dû à une parésie du droit interne du côté droit, inégalité pupillaire, insensibilité à la lumière et réaction faîble de l'accomodation, faiblesse de la vue à gauche). Pendant deux ans il a eu des vertiges assez fréquents. Puis sont apparues de violentes crises gastriques durant deux ou trois jours, avec vomissements et parfois diarrhée. Le malade présente également des troubles génito-urinaires (mictions lentes et fréquentes, priapisme auquel a fait suite une frigidité complète). Les réflexes rotuliens et crémastériens sont abolis. Voilà, nous semble-t-il, malgré l'absence de douleurs fulgurantes et de troubles de l'incoordination, assez de symptômes appartenant à la série tabétique.

Le malade a eu, il est vrai, à une époque éloignée, il y a dix-huit ans, un chancre induré suivi de roséole et de plaques muqueuses. Cet antécédent n'est pas pour infirmer le diagnostic de tabès, puisqu'on sait aujourd'hui les étroites connexions qui relient le tabès à la syphilis ; il ne peut non plus suffire pour rattacher à la syphilis l'ulcération dont le malade est porteur. Comme nous le verrons ultérieurement, l'ulcération que nous étudions ici a des caractères très distincts des diverses ulcérations relevant directement de la syphilis. D'ailleurs le traitement antisyphilitique a été institué sans aucun résultat ; les injections d'huile grise et l'emploi de l'iodure de potassium n'ont amené aucune amélioration.

Nous avons donc, d'un côté, une série de symptômes concomitants appartenant à la période prétaxique du tabès, de l'autre absence de caractère syphilitique. Il est tout naturel de rattacher avec M. Giraudeau les ulcérations décrites dans l'observation à la maladie de Duchenne.

C'est à cette même conclusion qu'est arrivé notre maître M. Thibierge pour le malade que nous avons pu voir dans son service à la Pitié.

Observation II

G. Thibierge. — *Annales de dermatologie et de syphiligraphie*
juin 1901, personnelle

Ber..., âgé de 65 ans entre le 6 mai à l'hôpital de la Pitié, pour des troubles oculaires et des douleurs du visage, dont la description sera donnée plus loin et qui relèvent manifestement du tabès.

En l'examinant, on constate sur la sous-cloison du nez et la partie de la lèvre supérieure adjacente à la narine gauche une ulcération dont le début remonte à environ vingt-cinq ans, vingt ans avant la constatation de tout autre symptôme tabétique, ainsi que nous le verrons dans la suite de l'observation.

Cette ulcération a débuté par un petit bouton situé sur la partie gauche de l'épine nasale, bouton que le malade grattait et sur lequel, à la suite du grattage, apparaissait une petite croûte.

Progressivement, et en raison de ces traumatismes répétés, il s'est développé des croûtes de plus en plus larges qui se reformaient au fur et à mesure que le malade les enlevait.

Jamais d'ailleurs il ne s'est préoccupé de cette lésion qu'il enduisait de temps à autre de vaseline ou de pommade à l'oxyde de zinc.

L'ulcération a atteint son maximum il y a cinq ou six ans ; à cette époque, elle atteignait la moustache, à la limite de la moitié gauche de la lèvre. Jamais elle n'a empiété sur la partie droite de la lèvre.

Actuellement, cette ulcération déborde sur la lèvre supérieure, au-dessous de la narine gauche, sur une hauteur de 1 ou 2 millimètres, elle se limite à ce niveau par un bord arrondi à convexité inférieure. Elle s'étend sur la sous-cloison du nez, dont elle occupe, au niveau de son bord libre, environ la moitié postérieure.

Elle se prolonge dans l'intérieur de la narine gauche, en s'étalant sur la sous-cloison et, débordant un peu sur le plancher du vestibule, dont elle occupe la moitié interne ; se termine sur la moitié antérieure de la cloison, très peu en dehors des limites du vestibule de sorte que la muqueuse nasale est peu attaquée, et que la lésion occupe surtout le revêtement cutané du vestibule. Elle mesure environ 20 millimètres de hauteur. A droite, elle empiète sur le vestibule, mais très légèrement, de quelques millimètres à peine.

Le reste des fosses nasales est normal, à l'exception d'une légère déviation de la cloison vers le côté gauche. (Je dois l'examen des fosses vestibulaires à l'obligeance de M. le Dr Furet.)

L'ulcération, dans toute son étendue, est remarquablement lisse et plane, sans le moindre bourgeonnement ; son fond est comme vernissé, sans trace de pus, il secrète une petite quantité de sérosité, ou exhale sous l'influence des frottements un léger suintement sanguin se concrétant parfois en croûtes brunâtres. La coloration est rouge, légèrement grisâtre, avec de très petites dilatations vasculaires ; sur la portion muqueuse, la coloration grisâtre contraste avec la teinte rosée de la muqueuse adjacente.

Le fond de l'ulcération a environ un demi-millimètre de profondeur.

Les bords sont absolument réguliers, légèrement inclinés en talus comme si l'ulcération avait été produite par l'enlèvement d'un copeau à la surface du tégument. Dans la partie la plus inférieure de l'ulcération, correspondant à la lèvre, on voit nettement l'épiderme se continuer en s'amincissant, sur la partie la plus élevée du talus marginal. Les bords ne sont ni soulevés, ni décollés et ne présentent aucune trace d'infiltration ni d'induration.

Au voisinage immédiat, le tégument a son aspect normal.

Dans les points de la lèvre supérieure qui ont été intéressés par l'ulcération il y a quelques années, la peau est seulement un peu plus lisse que dans les parties adjacentes, mais elle n'offre pas d'atrophie nette ; les poils de la moustache y font défaut, dans une étendue d'environ 1 centimètre à gauche de la ligne médiane.

L'altération la plus importante des tissus adjacents est la déformation de la sous-cloison dont la partie antérieure, respectée par l'ulcération, a été attirée en bas et en arrière, recroquevillée, rappelant les déformations qu'on voit succéder aux épithéliomas atrophiques.

Interrogé sur ses antécédents, le malade rapporte qu'à l'âge de 21 ans, pendant son service militaire, il contracta la syphilis ; il se rappelle avoir eu un chancre et avoir subi, à l'hôpital militaire de Rouen, pendant un mois, un trai-tement par le mercure et l'iodure de potassium, mais il ne se souvient pas avoir eu d'accidents secondaires.

Depuis cette époque, il n'a eu aucune maladie, ne peut citer aucun trouble de la santé, à l'exception de la lésion du visage que nous venons de décrire, jusqu'il y a six ans.

C'est à cette époque qu'il ressentit les premiers phéno-mènes caractéristiques du tabès dont il est atteint; il s'aperçut alors qu'il y voyait double, en même temps que son œil gauche était dévié en dehors ; la diplopie s'accom-pagnait, dès le début, de vertiges ; elle disparut au bout de trois mois pour ne plus reparaître ; mais peu à peu survint du ptosis, un strabisme externe plus prononcé, une diminution de l'acuité visuelle.

En même temps que les troubles oculaires survinrent des douleurs qui affectèrent le malade plus encore que le strabisme et la diplopie ; c'étaient des douleurs térébrantes occupant la face, qu'il compare à celles que produiraient « des griffes lui tiraillant les chairs », et accompagnées d'une sensation analogue à celle « d'une couche de colle qui lui figerait le visage ». Ces douleurs occupaient d'abord le côté gauche de la face, elles augmentèrent peu à peu et finirent par gagner le côté droit, mais sans y atteindre la même intensité que du côté gauche.

Peu à peu les troubles paresthésiques changèrent de caractères et, depuis un certain temps, le malade éprouve une sensation qu'il compare à celle d'un masque « de glace recouvrant le visage ».

En outre, le malade a ressenti pendant quelques mois, à la face externe de la cuisse gauche, des douleurs qu'il compare à des brûlures, douleurs passagères, mais se reproduisant fréquemment. Il a eu quelquefois aussi de l'hyperesthésie au niveau de la partie supérieure de la malléole externe gauche, dans une étendue d'environ 4 centimètres carrés.

Tels sont les troubles fonctionnels dont le malade se plaint ; jamais il n'a présenté de douleurs gastriques, de troubles digestifs ou génito-urinaires, jamais en un mot de troubles viscéraux d'aucune sorte.

L'examen du malade, au moment de son entrée à l'hôpital, fait constater les phénomènes suivants :

Le visage semble, au premier abord, paresié ; il est immobile, ce qui est dû surtout aux troubles paresthésiques, car le malade peut rire, siffler, etc... d'une façon normale.

L'exploration de la sensibilité du visage montre qu'il existe une anesthésie complète, au toucher, à la douleur, et à la température, sur la moitié gauche du visage, dans toute l'étendue d'une zone limitée par une ligne coupant sur la ligne médiane le front, le nez et le menton, contournant le bord inférieur et remontant en longeant la limite postérieure de la barbe, pour aller englober la partie supérieure du crâne. Sur le reste de l'étendue des téguments du visage, la sensibilité est diminuée d'une façon générale, mais sans présenter ni retard ni dissociation.

Sur toutes les parties du tégument la sensibilité est normale.

Appareil oculaire. — (Je dois l'examen de l'œil à la complaisance de M. le Dr Albert Monthus.) La paupière supérieure de l'œil gauche est en léger ptosis.

Lorsque l'œil droit est ouvert, l'œil gauche est en strabisme externe ; mais lorsqu'on ferme l'œil droit, l'œil gauche est mobile dans toutes les directions, ce qui indique que le strabisme est dû à une contracture du muscle droit externe gauche.

La pupille gauche est dilatée.

Les deux pupilles ne réagissent ni à la lumière, ni à l'accomodation.

L'acuité visuelle est de 3/4 pour l'œil droit, de 2/3 pour l'œil gauche.

Il n'y a pas d'atrophie pupillaire.

Il n'y a pas de troubles de l'ouïe.

Le goût est altéré : la sensibilité de la muqueuse buccale est moins nette du côté gauche que du côté droit. Le malade accuse en outre une perversion générale du goût en raison de laquelle tous les aliments, sa salive même, ont une saveur agréable et variable, rappelant celle du homard, de la prune, de la framboise, etc.

Les dents manquent toutes, à l'exception de la racine de la canine inférieure droite qui persiste ; elles sont tombées dans l'espace de quelques mois, à partir du moment où a débuté la diplopie ; elles s'ébranlaient successivement, le malade les enlevait presque sans effort et sans douleur, au moyen d'une pince, et leur avulsion ne donnait lieu qu'à un écoulement insignifiant de sang ; elles étaient absolument normales, ainsi que nous avons pu nous en assurer en examinant quelques-unes d'entre elles conservées par le malade.

Le rebord alvéolaire persiste dans toute son étendue, n'est pas plus atrophié que chez un sujet édenté par une cause quelconque.

Les *troubles de la motilité* sont relativement peu accusés ; il n'y a aucune incoordination des membres inférieurs, mais le malade ne peut ni se tenir immobile ni marcher lorsqu'il tient les yeux fermés.

Les *réflexes* du tendon rotulien et du tendon d'Achille sont abolis des deux côtés ; les réflexes plantaires, crémastérien et abdominal sont conservés.

RÉFLEXIONS. — Comme on le voit, ce malade ne présente des symptômes de tabès que depuis six ans, mais ici encore ils sont caractéristiques. Dès le début, Ber... a présenté de la diplopie, du strabisme externe, une diminution de l'acuité visuelle, des vertiges. Il a éprouvé au niveau de la face des douleurs térébrantes, « comme si des griffes lui tiraillaient les chairs ». Il a même ressenti, dans les membres inférieurs des douleurs comparables à des brûlures. La sensibilité de la muqueuse buccale est diminuée et le goût est perverti. Toutes les dents sont tombées dans l'espace de quelques mois : « elle s'ébranlaient et le malade les enlevait presque sans effort et sans douleur au moyen d'une pince ». Les réflexes rotuliens et du tendon d'Achille sont abolis. Le malade n'a pas d'incoordination, mais il présente le signe de Romberg : il ne peut se tenir immobile ni marcher lorsqu'il a les yeux fermés. Ce tableau clinique est suffisant pour faire porter également le diagnostic de tabès.

Comme dans l'observation précédente ce malade a contracté la syphilis il y a longtemps. Pour les mêmes raisons nous écartons l'hypothèse qui ferait de cette ulcération une lésion syphilitique ; aussi M. Thibierge conclut-il à une dystrophie tabétique.

M. Marie juge tout autrement les deux malades dont les observations suivent. Nous allons examiner s'ils ne se rapprochent pas cependant des précédents.

Observation III

Pierre Marie et Georges Guillain

Le premier malade, un homme de quarante-neuf ans, sans antécédents héréditaires intéressants à signaler, eut un chancre syphilitique en 1879. Durant deux années il suivit un traitement mercuriel. En 1897, il fut soigné à l'hôpital de la Pitié pour une pleurésie tuberculeuse. Depuis cette époque il a toussé, il a eu plusieurs hémoptysies. On constatait d'ailleurs, chez lui, par la percussion de l'auscultation, des signes évidents de tuberculose pulmonaire.

Depuis l'année 1892, cet homme a, dans les membres inférieurs, des douleurs intermittentes ayant le caractère de douleurs fulgurantes. En 1896 et 1897 ces douleurs étaient très vives, se montraient par crises survenant plusieurs fois par jours. Il avait aussi des douleurs en ceinture. Toujours il a uriné normalement.

Au mois de novembre 1899, ce malade, hospitalisé à l'hospice de Bicêtre, présentait au niveau de la face des altérations cutanées d'une nature toute particulière, survenues successivement depuis deux ans. On constatait, en effet, sur la face, des exulcérations multiples. L'une de celles-ci était située au niveau du bord inférieur de la symphyse mentonnière, une autre sous la commissure labiale droite, une troisième à 2 centimètres au-dessous de la commissure labiale gauche. L'épiderme au niveau de ces trois plaques semblait abrasé, le derme était mis à nu sur l'étendue d'une pièce de un franc. Les bords n'étaient pas surélevés. Les poils faisaient défaut à ce niveau. La sensibilité était conservée sur toute la surface des exulcérations.

Au niveau du menton, on trouvait d'autres éléments croûteux, moins nettement limités, plus confluents, rappelant l'aspect du sycosis. Au niveau de la saillie de l'os nucléaire gauche, était une cicatrice blanchâtre d'une érosion analogue.

L'aile du nez du côté droit présentait, depuis un temps que nous n'avons pu fixer, une cicatrice indiquant qu'un processus ulcéreux avait eu lieu à ce niveau ; ce processus a détruit la plus grande partie de l'aile de la narine droite.

Sur le scrotum on voyait deux cicatrices arrondies, rosées, qui semblaient récemment guéries.

Telle était l'apparence des troubles cutanés au mois de novembre 1899. Trois mois plus tard, on constatait que la plus grande partie de la plaque mentonnière était cicatrisée, il ne restait plus qu'une petite surface ulcérée à ce niveau. Les plaques situées au-dessous des commissures des lèvres n'avaient aucune tendance à la cicatrisation.

En mai 1900, la plaque mentonnière s'était de nouveau ulcérée, la plaque de la commissure labiale gauche s'était étendue, elle atteignait l'aile du nez. M. Thibierge, qui examina ce malade à cette époque, conclut à l'existence de troubles trophiques.

Ce malade avait des réflexes rotuliens extrêmement faibles. Le réflexe crémastérien était aboli. Les réflexes cutané plantaire et cutané abdominal étaient normaux.

Il marchait avec quelque hésitation, à petits pas, sans tâtonner, sans présenter de l'ataxie des jambes. Il avait conservé la notion de la position de ses membres. On ne constatait aucun trouble des sensibilités tactile, thermique, douloureuse.

Il existait un myosis très accentué des deux yeux. Le réflexe lumineux et le réflexe accomodateur étaient abolis. Le champ visuel était normal.

Il n'y avait ni signe de Romberg, ni troubles de la miction.

On constatait un pied plat bilatéral et une déviation légère à concavité droite.

Ce malade mourut de péritonite tuberculeuse au mois de juillet 1900.

La moelle a été examinée, dans ses différentes hauteurs, avec les méthodes de Weigert et de Gal.

Sur les coupes de la moelle lombaire inférieure, on constate une bande de sclérose, située au niveau de la zone d'entrée des racines postérieures, puis au centre du cordon de Burbach. La bande de sclérose envoie en arrière un prolongement s'arrêtant aux confins du territoire cornucommissural. Des zones de Lissauer semblent touchées, mais très légèrement. Peut-être existe-t-il une disparition de quelques fibres nerveuses dans les racines postérieures.

Sur les coupes intéressant le deuxième segment lombaire, la topographie des lésions est analogue, mais la bande de sclérose est moins marquée dans la zone d'entrée des racines. Le prolongement antérieur gagne le voisinage du sillon postérieur et avec celui-ci s'étend jusqu'à la commissure. Les zones de Lissauer et les racines postérieures semblent intactes.

Au niveau du premier segment lombaire, la bande sclérose dans la zone d'entrée des racines a presque disparu. Le prolongement antérieur est devenu plus important. Dans les colonnes de Clarke, le réticutum nerveux est en grande partie conservé.

Sur les coupes de la région dorsale inférieure, on constate que la zone scléreuse des cordons de Burdach est moins large, elle s'étend moins en avant. Son prolongement postérieur a gagné la ligne médiane et occupe presque toute la moilié postérieure du sillon postérieur. Les racines postérieures sont peut-être légèrement altérées. Les colonnes de Clarke sont un peu pâles dans leurs deux tiers postérieurs.

A la région dorsale moyenne, la zone scléreuse est moins prononcée, elle a pris la forme d'un M.

A la région dorsale, supéro-moyenne, la zone scléreuse toujours peu prononcée, occupe d'une part le voisinage immédiat du sillon postérieur, dans sa région moyenne, et d'autre part est tangente au bord interne du renflement de la corne postérieure.

A la région cervicale inféro-moyenne, la sclérose peu accentuée existe dans le cordon de Goll, et au milieu du cordon de Burdach, dans un point correspondant au renflement de la corne postérieure ; elle ne vient d'ailleurs pas au contact de celle-ci. Les racines postérieures sont peut-être un peu atteintes.

Sur les coupes de la région sus-jacente, de la région cervicale moyenne, la zone scléreuse a disparu, mais la coloration de l'ensemble du cordon postérieur semble un peu pâle, surtout dans le voisinage du sillon postérieur. Les sillons secondaires, qui séparent le cordon de Goll du faisceau de Burdach, sont assez accentuées ; il existe d'un côté (à droite) une bande cléreuse nette qui occupe à peu près le territoire de la bandelette en virgule de Schultze.

Sur les coupes de la région cervicale supérieure, on constate deux bandelettes de sclérose ; l'une, située dans la moitié postérieure du cordon de Gall est surtout marquée au voisinage des lèvres du sillon postérieur, l'autre correspond à peu près au sillon secondaire qui sépare le cordon de Gall du cordon de Burdach.

Sur les coupes passant par la partie inférieure de l'entrecroisement des pyramides, les bandelettes scléreuses se retrouvent encore ; elles peuvent être suivies un peu plus haut dans le bulbe et cessent avec les cordons postérieurs.

Réflexions. — Bien que le tableau clinique soit très incomplet le malade présente des symptômes qui appartiennent évidemment à la série tabétique. « Depuis l'année 1892, cet homme a dans les membres inférieurs des douleurs intermittentes ayant le caractère de douleurs fulgurantes. En 1896 et 1897, ces douleurs étaient très vives, se montraient par crises survenant plusieurs fois par jour. Il avait aussi des douleurs en ceinture. » Chez lui les réflexes rotuliens sont faibles et le réflexe crémastérien est aboli. Il y a un peu d'hésitation dans la démarche sans incoordination. Le réflexe lumineux et le réflexe accomodateurs sont abolis.

L'examen des coupes de la moëlle, qui est donné dans cette observation, vient expliquer les phénomènes précédents. Les cordons de Burdach présentent à la région lombaire, de chaque côté, une zone légère de sclérose. Celle-ci se retrouve dans toute la hauteur de la moëlle et va en s'atténuant de bas en haut, elle ne cesse que là où cessent les cordons postérieurs.

A la suite de cet examen, M. Marie reconnaît qu'au point de vue clinique, comme au point de vue anatomique, l'aspect est celui du tabès, mais d'un tabès tellement fruste qu'il hésite à lui donner le nom de maladie de Duchenne. C'est cette dénomination de tabès fruste que nous voulons retenir à propos de l'observation précédente.

Voyons maintenant si nous pouvons en faire autant pour l'autre malade de M. Marie.

Observation IV

Pierre Marie et Georges Guillain

Au mois de mars 1901, entrait à l'infirmerie de l'hospice de Bicêtre, un homme de cinquante ans, présentant, lui aussi, une ulcération nasale avec perte des réflexes rotuliens. Voici d'ailleurs résumée l'histoire de sa vie.

Né d'un père qui mourut à l'âge de cinquante ans de tuberculose pulmonaire, sans autres antécédents héréditaires intéressants à signaler, il ne se souvient d'aucune affection dans son enfance et dans son adolescence. Envoyé en Afrique vers sa vingtième année, il eut quelques manifestations paludéennes qui cessèrent d'ailleurs rapidement sous l'influence de la quinine. Il nie toute infection syphilitique.

En 1880, âgé alors de vingt-neuf ans, se montrèrent chez lui des symptômes nerveux consistant en vertiges, titubation, difficulté dans la marche, céphalagie, bourdonnements dans l'oreille gauche. Il fut soigné alors dans le service de M. Germain Sée, à l'Hôtel-Dieu de Paris. A cette même époque, il aurait eu une certaine parésie du bras et de la jambe droite. Quinze jours environ après son entrée dans le service de M. Germain Sée, une exophtalmie subite se serait développée à gauche avec vives douleurs. Deux semaines plus tard, le globe oculaire se serait spontanément perforé. M. Panas a pratiqué à ce moment l'énucléation du globe oculaire gauche. Le malade nous a dit qu'il croyait que l'on avait constaté la présence d'une petite tumeur, laquelle aurait été enlevée avec le globe oculaire.

Quelques jours après l'ablation de l'œil s'est montrée une petite ulcération au niveau de l'aile gauche du nez, ulcération peu douloureuse, saignant légèrement. Elle a persisté pendant deux années, la cicatrisation s'est faite spontanément, sans médication aucune, alors que primitivement, au début de l'ulcération, on avait essayé sans succès des traitements multiples.

En 1886, il entra à l'hospice de Bicêtre où, jusqu'en 1895, il ne présente aucun phénomène morbide. A cette époque, il commence à tousser, il a quelques hémoptysies. Une tuberculose pulmonaire évolue : pâle, fatigué, amaigri, il venait pour ces manifestations pulmonaires à l'infirmerie de Bicêtre au mois de mars 1901.

Une particularité est frappante sur sa face, c'est une destruction de l'aile interne du nez à gauche.

Le malade présente en effet au niveau de l'aile interne du nez à gauche une perte de substance, large environ comme une pièce de cinquante centimes, décrivant comme un arc de cercle à concavité inférieure. De plus, il existe une communication entre les deux narines par une destruction du cartilage de la cloison. Les bords de l'ulcération nasale se continuent avec les tissus sains, ne présentent pas de coloration spéciale, sauf quelques petits points isolés rougeâtres. Le lobule du nez est dévié légèrement vers la gauche. L'ulcération constatée n'a aucun des caractères ni du lupus, ni de la syphilis nasale.

Le bord libre de la lèvre inférieur a un aspect cicatriciel. Cet aspect semble indiquer l'existence d'anciennes ulcérations superficielles.

Il existe une anesthésie absolue dans le territoire du trijumeau gauche. Les muqueuses nasale et buccale à gauche présentent aussi de l'anesthésie tactile. Aucun trouble trophique n'existe dans la cavité buccale.

La moitié de la langue est tenue, mais tirée hors de la bouche, la langue est concave en haut. Cette concavité est due à un large et profond sillon antéro-postérieur qui se prolonge depuis la pointe jusqu'à la base de l'organe.

Le voile du palais est petit, il laisse apparaître à l'examen la paroi postérieure des fosses nasales. Par intermittence existent des troubles de la déglutition des liquides.

Les muscles masticateurs fonctionnent normalement.

Le malade dit qu'il a perdu le sens de la gustation depuis 1882. Il ne perçoit les odeurs d'aucune des deux narines. L'acuité auditive est très diminuée, puisque à droite le tic-tac d'une montre n'est entendu que lorsque cette dernière est au contact de l'oreille, à gauche, même au contact de l'oreille, le tic-tac d'une montre n'est pas entendu.

Il existe une anesthésie absolue dans le territoire du trijumeau gauche. Les muqueuses nasale et buccale présentent aussi de ce côté de l'anesthésie tactile.

Les réflexes rotuliens et les réflexes du tendon d'Achille sont abolis à droite et à gauche. Le réflexe cutané plantaire amène la flexion des orteils.

Les réflexes du poignet sont un peu plus forts à droite qu'à gauche. Les réflexes olécraniens sont normaux.

Le réflexe crémastérien est plus prononcé du côté droit que du gauche. Les testicules sont petits. Il y a peu de poils sur les pubis. D'ailleurs, cet homme présente un aspect infantile.

Il n'existe ni signe d'Argyll Robertson, ni signe de Romberg. Le malade n'a jamais eu de douleurs fulgurantes, de douleurs en ceintures. Il n'a aucune ataxie, ni des membres supérieurs, ni des membres inférieurs. Il perçoit très nettement le contact du sol. Il n'a ni anesthésie trachéale, ni anesthésie épigastrique, ni anesthésie du nerf cubital, etc... Il ne présente et n'a jamais présenté de troubles urinaires.

En plus des divers symptômes que nous venons de mentionner, ce malade a des signes de tuberculose à la troisième période dans les poumons. A cette affection tuberculeuse est dû l'aspect des ongles en verre de montre; les ongles sont aussi mous et flexibles.

L'affection pulmonaire fit des progrès rapides. L'ulcération nasale, au mois de mai, était rougeâtre, vivement congestionnée. L'état général s'aggrava et le malade mourait le 18 août 1901.

Le névraxe a été examiné sur des coupes microscopiques colorées par les méthodes de Weigert et de Gal.

Au niveau de la région sacrée, on constate, de chaque côté, dans le cordon postérieur, une très légère tache scléreuse au voisinage du sillon postérieur, mais ne le touchant d'ailleurs pas. Les racines postérieures sont peut-être un peu plus pauvres en fibres que normalement.

A la région lombaire inférieure existe une bande scléreuse transversale dans la zone d'entrée des racines, cette bande se poursuit jusqu'au voisinage du sillon postérieur.

Sur les coupes de la région lombaire moyenne, une zone scléreuse se voit dans la zone d'entrée des racines. Elle offre un aspect légèrement triangulaire, avec un prolongement antérieur et un prolongement postérieur, de peu d'étendue l'un et l'autre. A la région lombaire supérieure, la zone scléreuse occupe de chaque côté la région moyenne du côté postérieur, sans être, cependant, tout à fait tangente au sillon postérieur.

A la région dorso-lombaire, la topographie de la zone scléreuse est analogue. Peut-être, dans le centre de la colonne de Clarke, le réticulum des fibres nerveuses est-il un peu plus pauvre que normalement.

A partir de cette région, à mesure qu'on remonte dans la mœlle, on constate que la zone scléreuse va en diminuant d'intensité; c'est à peine si le cordon postérieur prend une teinte un peu plus pâle, mais cette teinte semble s'étendre à une assez grande partie de ce cordon.

Dans la région cervicale supérieure apparaît de nouveau

la disposition en zones de la sclérose. L'une de ces zones occupe la moitié postérieure du cordon de Gall; l'autre zone, qui est à peine indiquée à gauche, mais existe nettement à droite, occupe dans presque toute sa longueur le sillon secondaire qui sépare le cordon de Gall du cordon de Burdach. Cette zone se renfle à son extrémité postérieure et se recourbe en dehors.

Les zones de sclérose s'affaiblissent sur les coupes sus-jacentes. Elles peuvent être suivies, toutefois, jusque dans la région inférieure de l'entrecroisement des pyramides bulbaires.

RÉFLEXION. — Ici, nous sommes un peu embarrassé, car les phénomènes morbides, du côté de la moelle, paraissent bien peu accentués. Seuls, les réflexes rotuliens et ceux des tendons d'Achille sont abolis; il n'y a ni ataxie, ni troubles de la marche, ni douleurs fulgurantes, ni signe de Romberg, ni troubles de la miction, ni crises du côté de l'estomac : la vision est normale. L'examen microscopique de la moelle montre, au niveau de la région lombaire, une très légère zone de sclérose dans les cordons de Burdach. Plus on s'élève dans la moelle, plus cette sclérose tend à disparaître. Dans la région cervicale supérieure, elle n'est plus représentée que par une mince bandelette à direction antéro-postérieure.

Certes, il faut être un peu osé pour mettre franchement, ici, l'épithète de tabès. Mais, si on compare les caractères de l'ulcération à ceux qui sont décrits dans les observations de M. Giraudeau et M. Thibierge, on ne peut méconnaître les analogies profondes que présentent les malades de M. Marie avec les précédents. Le peu d'intensité des lésions de sclérose au niveau des cordons de Burdach n'empêche pas, d'autre part, de supposer que le tabès était en voie d'évolution et que, si le malade avait vécu un an ou deux de plus, le tableau clinique aurait pu devenir complet. Les faits sont là pour démontrer que notre hypothèse est bien plausible. Dans le cas publié par M. Thibierge, l'ulcération s'est développée vingt ans environ avant la constatation de tout autre symptôme tabétique. Notre maître nous a raconté, d'ailleurs, un fait de ce genre qui vient à l'appui de ce que nous avançons. En 1879, Tillaux présentait, dans une de ses cliniques, un malade atteint de mal perforant plantaire. L'éminent professeur lui attribuait comme cause la pression exercée par une chaussure mal faite. Deux ans plus tard, M. Thibierge retrouva ce malade, il était devenu un tabétique avéré.

Nous regardons donc les deux malades de M. Marie comme atteints de tabès, mais de tabès fruste, et c'est à cette maladie qu'ils devaient leur ulcération sous-nasale. Nous ne pouvons croire que la syphilis doive être incriminée, car, dans la description qui nous est donnée, nous ne retrouvons aucun des caractères de l'ulcération syphilitique.

Il nous est donc permis, en fin de compte, de conclure à l'existence, dans les quatre observations reproduites, d'un tabès atténué, fruste ou incipient et à évolution lente.

Et, en l'absence de toute autre cause à laquelle puissent être rapportées les ulcérations du visage que nous étudions nous pouvons les considérer comme liées au tabès lui-même.

Caractères des ulcérations tabétiques observées au visage

Ces ulcérations revêtent un type très particulier. Le fait dominant est qu'il n'y a pas de réaction de voisinage.

Leur forme qui peut être irrégulière, est le plus souvent arrondie ou ovalaire. Les bords sont nettement taillés, non décollés, parfois légèrement inclinés en talus. Ils ne présentent aucun épaisissement. Il n'y a pas de rougeur ni de tuméfaction périphérique ; et les bords se continuent sans transition avec la peau saine. Tous les tissus voisins ne présentent aucune trace d'induration. Ces ulcérations sont donc comme taillées à l'emporte-pièce : elles sont enchassés au milieu des tissus sains.

Le fond est lisse, non bourgeonnant, d'aspect vernissé ; il est souple et n'est pas plus infiltré que la peau du voisinage. Sa coloration est tantôt rouge vif, tantôt légèrement grisâtre. On y peut voir des arborisations vasculaires. Il laisse transsuder une certaine quantité de sérosité transparente, qui, sous l'influence des traitements, peut devenir légèrement sanguinolente. De petites gouttelettes purulentes, peu abondantes, peuvent également être rencon-

trées sur ces ulcérations. Ce liquide se concrète facilement
en une croûte brunâtre, qui recouvre l'ulcération et les
surfaces avoisinantes.

Généralement, la perte de substance est peu profonde.
Tantôt c'est une simple érosion, une éraflure n'intéressant
que l'épiderme ; « cela donne l'impression d'une usure de
l'épiderme produite par le frottement d'un corps rugueux,
tel du papier de verre » dit M. Giraudeau. Tantôt les
lésions atteignent les couches profondes du derme, et
même dans une des observations de M. Marie, la destruction de la cloison du nez est signalée.

Ces ulcérations, lorsqu'elles guérissent, peuvent ne pas
laisser de traces. Chez le malade de M. Giraudeau, les érosions des oreilles droite et gauche n'ont produit aucune
cicatrice. Toutefois, il est possible que des lésions plus profondes, atteignant le derme, laissent après elle une perte
de substance. Dans l'observation que nous venons de citer,
nous trouvons signalées « au niveau du cuir chevelu, deux
cicatrices arrondies, légèrement déprimées, chacune ayant
les dimensions d'une pièce de cinquante centimes et semblant intéresser toute l'épaisseur du derme... A leur surface on trouve des érosions, limitées à leur moitié antérieure, ayant le même aspect que celles des oreilles et du
nez, c'est-à-dire sans traces d'auréole inflammatoire. » Les
ulcérations que nous étudions laissent donc parfois après
elle une cicatrice.

Ces lésions sont assez souvent multiples et symétriques.
Leur siège de prédilection est la région sous-nasale, le

bord libre des narines et la cloison médiane du nez. Dans les quatre observations reproduites plus haut, l'ulcération principale s'est produite en ce point. Cependant, on peut la rencontrer partout ailleurs sur la face, comme le prouve la lecture des observations de M. Giraudeau et de M. Marie. Elles ne naissent pas au hasard, et ne sont pas semées çà et là sur le visage, sans ordre. Le plus souvent leur disposition est symétrique. Chez un des malades (Obs. I) nous trouvons des ulcérations au niveau des pavillons des oreilles, à droite et à gauche, dans des points qui se correspondent. Au cuir chevelu existent, de chaque côté de la ligne médiane, deux cicatrices qui résultent, selon toute vraisemblance, de la guérison d'ulcérations tabétiques. Un autre malade (Obs. III) était porteur d'ulcérations multiples. « L'une de celles-ci était située au niveau du bord inférieur de la symphyse mentonnière, une autre sous la commissure labiale droite, une troisième au-dessous de la commissure labiale gauche. » Cette symétrie, que l'on trouve lorsque les ulcérations sont multiples, est, soit dit en passant, une preuve nouvelle à l'appui de l'origine nerveuse de la lésion.

Un autre argument très important en faveur de cette origine nerveuse est l'existence, chez les quatre malades dont nous rapportons l'observation, de troubles sensitifs concomitants.

Tout d'abord, il y a ordinairement une anesthésie complète de la surface exulcérée ; l'affection se développe sans douleur, sans que le sujet y prenne garde. L'indolence est absolue : un des malades se mouchait, s'essuyait le nez, se le frottait avec le dos de la main sans s'occuper des lésions siégeant en cette région. En outre, et ceci est plus important encore au point de vue pathogénique, les troubles sensitifs, l'anesthésie dépassent la zone ulcérée, dépassent même la périphérie immédiate de l'ulcération. Du moins on constate une anesthésie occupant toute une région correspondant à toute la distribution d'un nerf. Un des malades de **M.** Marie avait perdu toute sensibilité tactile et douloureuse dans le territoire de trijumeau. Celui de **M.** Thibierge était insensible au toucher, à la douleur et à la température dans toute la moitié gauche du visage.

Il peut exister également d'autres troubles de la sensibilité cutanée variables. Chez le malade de **M.** Giraudeau, la sensibilité est dissociée. Le froid et le chaud sont perçus comme à l'état normal, aussi bien au niveau des parties malades que des parties saines ; mais la sensibilité à la douleur est abolie. On peut passer la pointe d'une épingle sur le visage et sur les ulcérations sans que le malade en soit incommodé. Dans le cas observé par M. Thibierge, le sujet éprouvait la sensation d'un masque de colle entravant les mouvements des muscles de la face, sans que cependant il soit empêché de rire ou de siffler.

L'étendue de ces troubles sensitifs est assez grande ; ils peuvent s'observer sur une partie seulement ou sur la totalité du visage. Ils comprennent toute la surface que recouvrirait un masque et on serait ainsi autorisé à leur donner le nom de masque et à les comparer, disons mieux, à les identifier au « masque tabétique ».

Après cette description de l'ulcération tabétique du visage, que nous étudions, il convient de dire à quelle période de la maladie elle appartient. Pour le déterminer il suffit de relire attentivement les observations précitées. Chez le malade de M. Giraudeau l'affection se montre avant toute ataxie véritable ; il a des troubles oculaires, des crises gastriques, des vertiges, des troubles génito-urinaires : les réflexes tendineux sont diminués ou abolis ; mais il n'y a pas d'incoordination dans la marche. De même le malade que nous avons vu chez M. Thibierge éprouvait des douleurs terribles dans le visage ; il avait des troubles de la sensibilité ; ses dents tombaient ; ses réflexes rotuliens et du tendon d'Achille étaient abolis ; mais il marchait bien. Dans les deux observations de M. Marie l'ataxie n'est pas signalée, et cela n'est pas étonnant puisque nous avons affaire à deux cas de tabès fruste ou tout au moins débutant. Dès lors il est permis de dire que le trouble particulier présenté par ces quatre malades appartient à la période préataxique. C'est comme telle que nous devrons considérer cette ulcération si particulière du visage, du moins dans l'état actuel de la science.

DIAGNOSTIC

En présence de malades porteurs des lésions que nous venons de décrire, ce n'est pas du premier coup que l'on fait le diagnostic d'ulcérations trophiques d'origine tabétique. On n'y arrive guère que par élimination après avoir envisagé diverses hypothèses qui se présentent tout naturellement à l'esprit.

Les caractères des ulcérations sont bien assez spéciaux et assez remarquables par leur simplicité même pour permettre d'arriver facilement à éliminer ces hypothèses. Lorsqu'elles seront mieux connues leur diagnostic pourra se faire d'emblée; mais actuellement elles sont plus difficiles à reconnaître, et pour justifier définitivement la notion étiologique, que nous proposons, il nous faut discuter toutes les hypothèses possibles.

Rappelons d'abord l'aspect des lésions, leurs caractères primordiaux. Les bords sont taillés nettement et non indurés; le fond est lisse, sans infiltration, laissant suinter un peu de liquide séro-sanguinolent; l'ulcération est superficielle, laissant à peine une cicatrice après la guérison. Lorsque les lésions sont multiples, elles sont disposées symétriquement, et c'est là un caractère très particulier, faisant de suite penser à une lésion nerveuse. L'absence de réaction de voisinage, l'indolence de l'ulcération, l'anesthésie de la région voisine et le masque tabétique font juger qu'on est en face d'une dystrophie. La recherche enfin des symptômes de la maladie de Duchenne permet de compléter le diagnostic.

En raison des antécédents syphilitiques des malades, de la configuration généralement arrondie des ulcérations, il est permis de penser qu'il s'agit de syphilis. Cependant la syphilide ulcéreuse a des caractères qui la différencient nettement. Elle débute toujours par des nodosités saillantes, arrondies, sèches et dures, de coloration cuivrée ou violacée. Rapidement ces nodosités se ramollissent, d'où ulcération profonde masquée par des croûtes. Celle-ci est petite, nettement entaillée, à fond bourbillonneux. Ses bords taillés à pic sont nettement infiltrés et indolents; une auréole rouge sombre les entoure généralement. Les ulcérations syphilitiques se groupent; aussi l'ensemble de la lésion a-t-il un aspect polycyclique. Elles ont tendance à s'accroître rapidement. De plus le traitement spécifique par les mercuriaux et l'iodure de potassium a une grande influence sur leur marche, et amène rapidement la cicatrisation. Le plus souvent la guérison commence par le centre et c'est là un caractère propre à la syphilis; d'autres fois elle débute par les bords. Lorsqu'elle est complète, il reste une cicatrice polycyclique avec un aspect gaufré et de légères plicatures de l'épiderme.

L'ulcération tuberculeuse de la peau se rapproche également un peu de notre ulcération tabétique par sa forme. Mais ici les bords sont bleuâtres et décollés; le fond de l'ulcération est sanieux, inégal, souvent parsemé de petites saillies jaunâtres, constituées par des tubercules. Ces deux caractères font défaut dans le cas que nous étudions.

On pourrait également croire qu'on a affaire à un cancroïde rongeant de la face. Celui-ci débute le plus souvent insidieusement, il est précédé pendant longtemps par une petite crevasse de la peau qui ne guérit pas. La perte de substance s'accroît et l'ulcération est constituée. Le fond est inégal, sans bourgeons; il est grisâtre en certains points et saignant dans d'autres; les bords sont déchiquetés, sanieux, sphacelés. De plus le malade éprouve des douleurs intolérables, presque continues, avec exacerbations momentanées. Au bout d'un certain temps il y a de l'adénopathie des ganglions préauriculaires et sous-maxillaires. La lésion s'accroît sans cesse et peut envahir toute la face. Il y a loin de cette description à celle que nous avons donnée de l'ulcération tabétique. L'hésitation est parfois possible; mais une étude approfondie de la lésion permet de poser un diagnostic certain.

Les ulcérations dont nous venons de parler, syphilitiques, tuberculeuses, et le cancroïde ne peuvent donc induire en erreur. D'autres lésions moins fréquentes que celles-ci offrent également quelques points d'analogie avec la dystrophie dont nous avons donné les caractères; elles sont faciles à éliminer.

L'ulcus rodens, variété spéciale d'épithélioma de la face en est une. Dubreuilh et Auché en ont fait récemment une étude très détaillée. L'affection débute par un petit nodule qui se développe insidieusement et s'ulcère. A la période d'état de la maladie, la perte de substance est arrondie, de la grandeur d'une lentille à celle d'une pièce de cinq francs. Le fond est masqué par une croûte brune et noirâtre. Cette surface est rose et jaunâtre, lisse ou finement mamelonné ; elle est assez friable, mais saigne peu quand on la touche. Il y a une induration mince, mais très nette. Les bords, taillés à pic ou en talus, sont infiltrés et très durs ; ils sont immédiatement bordés d'un bourrelet dur, saillant, d'une largeur de 1 à 5 millimètres, recouvert d'un épiderme mince et tendu, laissant voir quelques varicosités veineuses superficielles : ce bourrelet est très persistant. L'ulcus rodens est généralement indolent. Les ganglions de la région sont presque toujours indemnes. Cette affection évolue avec une grande lenteur. Le bourrelet périphérique dont nous venons de parler suffit à différencier l'ulcus rodens et l'ulcération tabétique. Parfois il n'existe pas ; cela tient alors à une inflammation amenant un œdème périphérique, circonstance que nous ne rencontrons jamais dans l'affection qui fait l'objet de notre travail.

C'est à peine si on peut songer à l'ulcère perforant de la cloison nasale, décrit par Hajeck, de Vienne, lésion qui évolue de la superficie vers la profondeur et aboutit à la perforation de la cloison du nez. L'absence de modification de la sensibilité fait facilement écarter cette opinion.

Le lupus tuberculeux du nez peut également donner lieu à un ulcère, à la suite de poussées inflammatoires au cours desquelles la nodosité tuberculeuse se ramollit peu à peu, se tuméfie et s'ouvre à la surface des téguments. On a alors une ulcération plus ou moins arrondie, à bords mous, applatis, rouges, d'étendue et de profondeur variable, anfractueuse, fongueuse, mollasse. La présence de tubercules lupiques permet de faire le diagnostic.

En somme, celui-ci n'est pas toujours facile. Ce n'est qu'après avoir passé en revue toutes les affections précédentes, et les avoir écartées, que l'on se fait une opinion. Une étude minutieuse des caractères de l'ulcération permettra d'y arriver.

PATHOGÉNIE DE L'AFFECTION

De tout ce qui précède, il résulte que les ulcérations du visage observées par MM. Giraudeau, Thibierge et Marie sont sous la dépendance du tabès. Reste à savoir quelle en est la nature, et nous devons chercher à expliquer comment elles prennent naissance.

Les caractères de ces ulcérations, tels que nous les avons indiqués, permettent de dire qu'il s'agit d'un trouble trophique. Cela est tout naturel, étant donnée la fréquence de ces troubles dans les maladies des nerfs ou des centres nerveux.

Lorsque l'axe cérébro-spinal ou les nerfs périphériques sont atteints, leurs lésions entraînent, dans un grand nombre de cas, des troubles de nutrition. Tantôt, ces troubles sont purement fonctionnels et consistent en anomalies de circulation, de secrétion, de calorification. Tantôt, on observe de véritables altérations dans la structure des organes. Un trouble trophique est donc un trouble de nutrition qui est directement sous la dépendance de la maladie nerveuse, dont il constitue un véritable signe.

Dans le cas qui nous occupe, nous sommes bien en présence d'un trouble trophique. L'affection est en relation directe avec une maladie de l'axe cérébro-spinal, le tabès. Les quatre malades, dont nous avons reproduit les observations, présentent des symptômes de la maladie de Duchenne. Sans doute, aucun n'a d'incoordination, mais tous présentent des phénomènes appartenant à la période préataxique. Chez trois d'entre eux ces signes sont assez nets. Quant au quatrième, il est atteint d'un tabès fruste, mais rien ne nous prouve, ainsi que nous l'avons dit plus haut, qu'au bout d'un certain temps les symptômes n'eussent pas été plus accusés. Il n'y a, d'ailleurs, pour nous, aucune difficulté pour faire de cette ulcération tabétique du visage un trouble trophique. Ceux-ci sont bien assez fréquents au cours de l'ataxie pour que cette opinion paraisse très vraisemblable.

Ne s'agit-il pas, ici, en effet, d'un véritable trouble de nutrition? Les lésions ne sont nullement le siège d'une inflammation. Le fond de l'ulcération et les bords ne sont pas indurés, ni tuméfiés; il n'y a pas de rougeur périphérique. Le fond est lisse, vernissé et ne présente pas de bourgeons charnus. Il n'existe qu'un léger suintement sero-sanguinolent; la suppuration fait défaut. En somme, il n'y a pas de réaction locale. En examinant les malades, on se demande comment a bien pu naître cette ulcération, et on ne peut l'expliquer autrement que par l'idée d'une dystrophie.

D'ailleurs, il est un fait qui vient à l'appui de ce que nous avançons : c'est qu'on trouve toujours, accompagnant la lésion, des troubles de la sensibilité. Le malade de

M. Giraudeau présentait sur toute la face des troubles de
la sensibilité cutanée, constituant un véritable masque
tabétique. Si on le pique avec une épingle, à ce nouveau
contact, il a bien la sensation, mais il ne souffre pas. Il a
a également une hyperesthésie olfactive très prononcée,
occasionnant parfois le retour des crises gastriques.
M. Thibierge signale chez son malade, sur tout le visage,
une sensation d'un masque de colle ou de glace qui entrave
les mouvements des muscles de la face. Il a une « anesthésie complète au toucher, à la douleur et à la température sur la moitié gauche du visage, dans toute l'étendue
d'une zone limitée par une ligne coupant sur la ligne
médiane le front, le nez, le menton, contournant le bord
du maxillaire inférieur et remontant, en longeant la limite
postérieure de la barbe, pour aller englober la partie supérieure du crâne. Le malade présente également des altérations du goût avec perversion de cette sensibilité spéciale. »
Dans la première observation de M. Marie, on note de
l'anesthésie dans le territoire du trijumeau gauche. Les
muqueuses nasale et buccale n'ont plus la sensibilité de
contact. Le malade a perdu le goût, l'odorat; son acuité
auditive est très diminuée.

Les troubles sensitifs concomitants, les caractères de
l'ulcération, sa relation avec le tabès montrent donc qu'il
s'agit d'un trouble trophique. Voilà un premier point
acquis. Nous allons maintenant essayer de dire qu'elle est
la cause de cette dystrophie.

Les théories que l'on a données sur la pathogénie des

troubles trophiques cutanés du système nerveux sont assez nombreuses. Nous nous contenterons de résumer les principales.

Pour expliquer ces troubles, Schiff a invoqué la paralysie des vaso-moteurs sous l'influence du plus léger irritant mécanique vocal. Mais on a répondu à cette théorie, que la paralysie de ces nerfs, en congestionnant la région à laquelle ils se rendent, ne fait que favoriser le développement de l'inflammation sans pouvoir arriver à déterminer des troubles trophiques. Il est d'ailleurs très rare d'observer dans les affections cutanées d'origine trophique, de l'hypertermie locale, ce qui devrait être dans l'hypérémie neuro-paralytique. Charcot fait lui-même remarquer : « Que les lésions irritatives des nerfs périphériques, dans les conditions où elles déterminent ordinairement les troubles trophiques, paraissent s'accompagner plutôt d'un abaissement thermique ».

Pour Brown-Séquard, les troubles trophiques viendraient de l'iritation des centres nerveux, irritation qui, en amenant la constriction vasculaire, produirait l'ischémie de la région altérée. Malheureusement, cette théorie est en contradiction avec les données expérimentales. En excitant pendant plus de huit jours le sympathique cervical, on amène un abaissement de deux degrés de température ; il ne se produit pas le moindre trouble trophique. Charcot a repris pour son compte cette théorie, mais pour lui l'irritation nerveuse agirait directement sur l'élément cellulaire du tissu et non sur les vaisseaux. Cette théorie a été admise à une époque où on croyait à la persistance du cylindre-axe dans les nerfs dégénérés. Mais depuis, il a été démontré qu'il y a disparition du cylindre-axe dans les nerfs atteints de névrite parenchymateuse, qu'après sa section le bout périphérique d'un nerf ne se régénère pas. On ne peut dès lors concevoir une influence trophique exercée par des nerfs dégénérés et ayant perdu leur excitabilité.

Samuel a formulé une théorie, celle des nerfs trophiques. Il a même affirmé l'existence de ces nerfs, leur assignant comme origine les ganglions des racines postérieures des nerfs rachidiens et des nerfs craniens. Le rôle de ces nerfs serait d'activer dans la profondeur des tissus les échanges qui constituent l'assimilation et la désassimilation élémentaires. Mais l'existence de ces nerfs n'a jamais pu être démontrée, soit par l'anatomie, soit par la physiologie, il est donc impossible d'admettre cette manière de voir.

Une autre théorie, celle de Vulpian, veut que les altérations de la peau dépendent d'un affaiblissement de l'influence trophique exercée sur les tissus par les centres nerveux. Cet affaiblissement peut être dû soit à une irritation centripète « qui déterminerait dans les centres trophiques de ces nerfs des troubles fonctionnels qui pourraient retentir par l'intermédiaire des fibres restées saines sur les éléments anatomiques de la peau avec lesquels les extrémités périphériques de ces fibres se mettent en rapport », soit à une destruction directe des fibres nerveuses ou des centres trophiques. Cette théorie elle aussi est passible de certaines objections. Comment se fait-il, en effet, que la résection des nerfs altérés semble parfois arrêter les troubles trophiques ? Comment se fait-il que les troubles trophiques cutanés ne se rencontrent pas d'une façon constante quand les nerfs sensitifs sont altérés d'une façon quelconque ?

Toutes les théories que nous venons d'exposer représentent les explications que nous pouvons donner des ulcérations tabétiques du visage. La dernière nous semble être la meilleure; elle peut du moins s'accorder avec l'état actuel de nos connaissances.

Nous savons en effet que dans le neurone le corps cellulaire constitue la partie essentielle. C'est tout d'abord un centre d'activité fonctionnelle; mais c'est aussi un centre trophique, c'est-à-dire qu'il tient sous sa dépendance la nutrition de ses prolongements. Si on sectionne un point quelconque d'un de ses prolongements, le bout priphérique ne tarde pas à dégénérer alors que le bout central reste intact. Si un point quelconque de ce prolongement subit une altération il en résultera une dégénérescence du bout central. Dans le premier cas il y a abolition de l'influence trophique exercée par la cellule du neurone, dans le second affaiblissement de cette influence.

Dès lors la pathogénie de l'ulcération tabétique commence à s'éclaircir. Il y aura trouble trophique cutané quand le nerf de la région, trijumeau ou autre, aura subi une altération. Malheureusement dans les observations que nous rapportons, l'étude anatomo-pathologique des nerfs n'a pas été faite.

Toutefois il est permis de conclure par analogie avec d'autres ulcérations tabétiques que celles du visage. Il est aujourd'hui admis, depuis les recherches de Duplay et Morat en 1873, que le mal perforant plantaire est due à une névrite parenchymateuse. « L'altération des tubes nerveux, dans le mal perforant plantaire, disent-ils, est une lésion dégénérative en tout comparable à celle qui se produit après la section des nerfs et après leur séparation des centres trophiques : altérations du cylindre-axe et de la myéline ».

De même on a attribué le mal perforant buccal à une névrite du trijumeau. Il n'y a rien d'impossible à ce que chez les quatre malades de M. Giraudeau, Thibierge et Marie, les lésions soient dues à une névrite du trijumeau ou du facial.

L'opinion que nous venons d'émettre sur la pathogénie de l'ulcération tabétique que nous étudions est une pure hypothèse. Elle nous semble cependant de nature à expliquer les faits; aussi nous nous y arrêtons.

TRAITEMENT

Le traitement de ces ulcérations est très simple ; il n'y en a pas de particulier.

Au début, si on hésite, le mieux est d'instituer un traitement antisyphilitique mercuriel et à l'iodure de potassium, lequel offre l'avantage de fixer notre diagnostic. Ce traitement ne donnera rien pour les troubles trophiques que nous venons d'étudier.

Le mieux sera d'éviter tout contact irritant. Recommander au malade de ne pas porter la main au niveau des parties atteintes, tel devra être notre premier soin. Ce sera même difficile à obtenir, étant donné l'indolence de la lésion.

En outre, il faudra tenir l'ulcération dans le plus grand état de propreté pour éviter la suppuration, qui pourrait entraîner la formation de cicatrices profondes et durables. Lavages répétés à l'eau boriquée tiède, suivis d'application de vaseline boriquée, voilà ce qu'il faut ordonner.

CONCLUSIONS

I. Le tabès peut donner lieu à des ulcérations multiples du visage ; il en a été publié quatre observations par MM. Giraudeau, Thibierge et Marie. Dans tous ces cas les malades sont des tabétiques et c'est à cette affection qu'on doit rapporter leurs lésions cutanées.

II. Cette ulcération tabétique a ses caractères spéciaux. De forme arrondie, elle est rougeâtre et a un aspect vernissé : son fond est inégal sans bourgeons charnus. Les bords sont nettement taillés; ils ne sont pas indurés. Il n'y a pas de réaction locale.

Ces ulcérations peuvent être multiples et sont alors symétriques.

Elles s'accompagnent toujours de troubles variables de la sensibilité.

C'est un trouble de la période préataxique.

III. Elles se distinguent facilement d'affections fréquentes telles que l'ulcère syphilitique, l'ulcère tuberculeux, le cancroïde de la face, et d'autres affections plus rares comme l'ulcus rodens, l'ulcère perforant de la cloison nasale, le lupus tuberculeux.

IV. Il s'agit ici d'un trouble trophique qui est dû, selon toute hypothèse, à une névrite du trijumeau.

Vu : le Président,

RAYMOND.

Vu : le Doyen,

DEBOVE.

Vu et permis d'imprimer,

le Vice-Recteur de l'Académie de Paris,

GRÉARD.

Angers, imp. Germain et G. Grassin. — 1712-2.